Vorbemerkung:

Hypnose ist eine äußerst wirksame Methode, Wahrnehmung zu verändern. Unser Bewusstsein bezieht sich bei allem, was wir sehen, hören, fühlen oder riechen, auf bereits erlebtes – ist ein Reiz neu, so wird er als solcher gespeichert. So bedeutet jeder Tag, jeder Moment unseres Lebens Veränderung durch Manipulation von außen. Hier muss das Wort „Manipulation" allerdings neutral gesehen werden. Werde ich in der Therapie oder im Alltag gefragt, ob ich gerade jemanden manipuliere, so ist die Antwort immer „Ja, genauso, wie du das mit mir auch gerade tust!" Vielen Klienten, aber auch Therapeuten, Psychologen und Ärzten ist das nicht oder nur unzureichend bewusst. Unser Referenzsystem „Unterbewusstsein" wächst in jeder Sekunde. Leider passieren dabei auch Fehler, die zu therapiebedürftigem Verhalten führen. Hier setzt die Hypnose als extrem wirksames Mittel ein.

Hypnose bedeutet Veränderung des Bezugsystems im Unterbewusstsein – zum Wohl des Klienten.

Gespräche vor der Hypnose dürfen allerdings nicht als minder wirksam eingestuft werden. Jede Aussage, ob verbal oder nonverbal, kann beim Klienten als Suggestion sitzen und die Therapie günstig oder negativ beeinflussen.

Dieses Buch soll mit seinen Hypnosen Hilfestellung geben, wie an Problemen zu arbeiten ist. Hinweise zu den Wirkhypnosen ergänzen den Blick auf das jeweilige Problem. Das Buch richtet sich an bereits ausgebildete Therapeuten, die in der Lage sind, die Texte auf die Problematik ihres Klienten anzupassen.

Die Hypnosen sind bildhaft hinterlegt, um deren Wirkung zu erhöhen. Es finden sich die hypnotischen Sprachmuster Ericksons wieder. Die Wirkhypnosen sollen, wenn auch nicht explizit immer genannt, auf den Klienten angepasst, erweitert oder gekürzt werden.

Inhalt:

Vorbemerkung: 1

1. Klientengesteuerte Armkatalepsie (Problemlösung) 4
2. Interaktive Induktion (Das Fenster) 8
3. Interaktive Induktion (Atmung und Augenschluss) 13
4. Wirkhypnose: See der Veränderung (nicht bei Wasserangst) 19
5. Wirkhypnose: Die Wolke aus Heilenergie 24
6. Wirkhypnose: Burnout vermeiden 32
7. Wirkhypnose: Hautbild verbessern 41
8. Wirkhypnose: Raucherentwöhnung 46
9. Wirkhypnose: Gewichtsreduktion: Im Spiegelsaal 57

Herstellung und Verlag:
BoD - Books on Demand, Norderstedt
ISBN 978-3-7322-9641-5

1. Klientengesteuerte Armkatalepsie (Problemlösung)

    - geeignet im Vorgespräch, um ein Bewusstsein für die Wirkung von Suggestionen zu bekommen.
    - Ziel: ein unbewusstes Problem lösen
    - Nebeneffekte: Unter Umständen kann es beim Klienten zu Verarbeitungsprozessen in Form von Träumen in der darauf folgenden Nacht kommen. Er sollte darüber vorher aufgeklärt werden.

... Strecke einfach mal deinen Arm aus, mache ein Faust und schaue auf die Spitze eines Knochens deiner Hand. Während du weiter auf den Knochen schaust, kannst du dir vielleicht vorstellen, dass dein Arm ein dicker Ast eines Baumes ist. Wenn du es nicht kannst, nimm einfach mal an, wie es wäre, wenn dein Arm dieser dicke Ast wäre. Er ist fest und schwer und man kann sich einfach daran hängen und schaukeln und der Ast biegt sich kaum dabei. Und in deiner Vorstellung kannst du den Ast jetzt noch länger werden lassen, viel länger als dein Arm, und dick und schwer, sodass 3 oder 4 Kinder, die Spaß daran haben, daran hängen und schaukeln könnten. Du kannst maximal ein wenig von dem Schaukeln spüren, denn, solange du weiter auf den Knochen schaust, ist dein Arm wie ein dicker, fester Baumstamm, der in die Länge gewachsten ist – und wenn ich ich drücke, so kannst du spüren, dass der Arm sich minimal nach unten neigt, kaum nennenswert – steif und fest. (Arm deutlich am Unterarm nach unten drücken)

Er besteht aus hartem Tropenholz, das Wind und Witterung übersteht, sogar ein Orkan kann ihm nichts anhaben. Du kannst versuchen, den Druck des Orkans in verschiedene Richtungen nachzuahmen, indem du gleich versuchst, deinen Arm in verschiedene Richtungen zu bewegen – solange du weiter bei der Vorstellung bleibst, dass dein Arm ein dicker, fester Ast ist, und weiter auf den Knochen schaust, werden deine Versuche erfolglos sein, den Arm zu bewegen. Das fühlt sich gut an. Versuche, deinen Arm jetzt zu bewegen, er bleibt steif und fest – versuchst du es? – steif und fest bleibt er! Hör auf zu versuchen und denke weiter an dieses feste Tropenholz, dem nichts etwas anhaben kann – schau weiter auf den Knochen und stelle dir vor, dass ich jetzt ein Problem, das du schon immer lösen wolltest, in deine Faust lege (Faust antippen). Dein

Unterbewusstsein kann jetzt dieses Problem von alleine lösen. Solange es noch gelöst wird, bleibt dein Arm steif und fest. Wenn die Lösung gefunden ist, kann dein Unterbewusstsein den Arm einfach lockern und er fällt nach unten, wie gekochte Spaghetti.

1. Interaktive Induktion (Das Fenster)

- Geeignet für Klienten, die bereits Erfahrung
  mit Hypnose haben.
- Ziel: leichte bis mittlere Trance (inkl. Fraktionierung)
- Nebeneffekte: keine

Schließe deine Augen und schaue nach oben in die Mitte deiner Stirn (mit dem Finger die Stirnmitte (drittes Auge) leicht antippen. Dort kannst du dir ein Fenster vorstellen, wie du es vielleicht schon einmal gesehen hast oder eines, das du dir in deiner Fantasie wunderschön vorstellst. Öffne deine Augen wieder.
Frage: Wie hast du dir das Fenster vorgestellt?
Antwort: Mehrere Arttribute (ATT)

Schließe jetzt wieder deine Augen und schau nach oben zu deinem Fenster. Es ist ein schönes Fenster, mit seinen ATT … Vielleicht kannst du ein paar Schmetterlinge oder Vögel vor dem Fenster kreisen lassen. Wenn nicht, dann lass einfach nur weiter weiße Wolken, draußen am blauen Himmel vorbeiziehen, während du dich jetzt auf deine Atmung konzentrierst. Atme ein – und wieder aus – ein und wieder aus (pacen). Jetzt zähle beim einatmen bis drei und beim Ausatmen bis 4 – ein und aus (pacen) – beobachte, wie deine Atmung nach und nach zur Ruhe kommt, während du weiter das Fenster beobachtest …
(15.Sek. Pause)
Ich zähle gleich bis drei und du kannst dann deine Augen wieder öffnen, wenn ich das Wort „Schlaf" sage, schließt du einfach deine Augen

wieder und gehst noch doppelt so tief in die Entspannung. -1-2-3- Augen auf.

Frage: Und wie fühlst du dich jetzt? Antwort abwarten (ATT2)

Und „Schlaf!" (Geste mit der Hand über die Augen) Suche dir wieder dein Fenster und öffne es jetzt. Vielleicht hörst du Geräusche oder etwas vom Wind bläst hinein – ist es draußen warm oder kühler? Lass es einfach auf dich wirken – alles was du jetzt wahrnimmst, verstärkt deine Empfingungen von ATT2 noch einmal. Beobachte jetzt genau. ... (15.Sek. Pause)

Noch einmal werde ich gleich bis drei zählen, dann bist du wieder wach und kannst mit mir sprechen. Bei dem Wort „Schlaf" gehst du noch dreimal so tief in die Entspannung.

1-2-3-Augen auf.

Frage: Was hast du durch das offene Fenster wahrgenommen? Antwort abwarten.
Frage: Gut. Das ist angenehm oder? (Suggestiv) Dann machen wir jetzt weiter – und
„Schlaf!" (Geste)
Hinter dem Fenster, auf das du jetzt wieder blickst (Augenbewegung beobachten) wartet auf dich ein Ort, an dem du alle deine Wünsche erfüllen kannst – alle Sorgen bleiben vor dem Fenster zurück. Du kannst jetzt durch das Fenster klettern und nimmst, alle Empfindungen wie der/die ATT2 noch intensiver wahr. Du schließt das Fenster von außen, sodass alle Geräusche, die dich stören könnten einfach drinnen bleiben und du sie nur noch leicht durch das Glas wahrnimmst. Ich bleibe an deiner Seite, sodass du mir weiterhin gut verstehen kannst. Schließe jetzt das Fenster. ... (15.Sek. Pause)

(Du kannst dich hier jetzt warm, frisch und erholt auf den Weg machen, an deinem Problem zu arbeiten...)
Wirkhypnose

Hinweis: Die Abkürzungen sind die Antworten des Klienten, die mit in den Text eingeflochten werden sollen.

2. Interaktive Induktion
   (Atmung und Augenschluss)

- Geeignet für alle Hypnosen, besonders bei Hypnosen, die phasenweise die aktive Teilnahme des Klienten erfordern.
- Ziel: mittlere Trancetiefe
- Nebeneffekte: keine

Atme langsam tief ein und aus. Erlaube deinem Körper, dich zu entspannen. Und auch wenn deine Gedanken schweifen, versuche dich nur auf meine Stimme zu konzentrieren und weiter zu entspannen. Lasse mit jedem Einatmen eine Welle der Entspannung durch deinem gesamten Körper gehen. Mit jedem Ausatmen kannst du noch ein Stücken mehr loslassen. Jeden Stress und jede Anspannung einfach gehen lassen. Erlaube dir, einen Kreislauf aus Entspannung anlaufen zu lassen – wenn du einatmest, füllt sich dein Körper mit Entspannung, wenn du ausatmest, wehen der ganze Stress und die Anspannung aus deinem Körper. Ein und aus – ein und aus, während sich alles immer wärmer und angenehmer anfühlt, friedlich und ruhig. Ein – und aus, tief und tiefer, eine angenehme Welle der Entspannung, die nach und nach immer tiefer und intensiver wird. Erlaube meiner Stimme dich hineinzubegleiten, in dieses gute Gefühl der absoluten Entspannung, in diesen ganz anderen Schlaf. Vielleicht fühlst du bereits, wie sich eine angenehme Schwere in deinem Körper breit macht, dein Kopf ist warm und schwer, deine Schultern und der Nacken – warm und schwer, dein Brustkorb und dein Bauch werden schwerer – die Wärme breitet sich aus in deine Beine, die Oberschenkel, die

Unterschenkel sind warm und schwer – Dein ganzer Körper ist nun völlig entspannt.

Meine Stimme und jeder Takt dieser Melodie führen dich noch viel tiefer in diese Entspannung, mit jedem Takt, mit jedem Wort meiner Stimme gehst du tiefer und tiefer.

Ich möchte, dass du jetzt bei jedem Einatmen deine Augen öffnest und bei jedem Ausatmen wieder schließt. Bei jedem Öffnen wirst du früher oder später merken, dass die Lider schwerer und schwerer geworden sind. Öffnen jetzt deine Augen und schließe sie wieder bei jedem Ausatmen, bis sie so schwer geworden sind, dass es viel angenehmer ist, die geschlossen zu lassen …

Du kannst weiter loslassen und entspannen, mit jedem Ausatmen kannst du noch mehr entspannen – je mehr du entspannst, umso schwerer werden deine Augen, je schwere deine

Augen werden, umso mehr entspannst du.
Erlaube dir jetzt zu (schnipp) schlaf!
Tiefer und Tiefer, verbindest du dich nun mit der Unterlage auf der du dich befindest, lässt vollkommen los – jeder Gedanke ist in Ordnung und zieht wie Blätter getragen vom Wind einfach an dir vorüber. Du bist vollkommen sicher und angenehm entspannt. Meine Stimme leitet und führt dich, jeder Takt dieser Melodie bringt dich noch tiefer in diese Entspannung. Und egal wie tief du gehen kannst und wie gut du dich fühlen kannst, du kannst immer noch tiefer gehen und dich noch besser fühlen. Immer wenn ich mit dem Finger schnippe und das Wort SCHLAF sage, kannst wieder zurückkommen in diese wunderbare Entspannung und sie noch verdoppeln. Immer wenn ich mit meinem Finger schnippe und das Wort SCHLAF sage, gehst du noch tiefer in diese

Entspannung. Öffne bei drei deine Augen – 123 – Augen auf! Nimm einen tiefen Atemzug und atme langsam aus und (Schnipp)SCHLAF, noch viel viel tiefer gehst du in diese Entspannung, diesen ganz anderen Schlaf, der so viel Gutes für dich bringen wird. Genieße diese Ruhe und Entspannung – tiefer und tiefer, ruhiger und angenehmer als du es dir jemals vorstellen konntest. Und jedes Mal, wenn du wieder in diese Entspannung gehst, kannst du sie noch schneller erreichen und noch viel viel tiefer werden lassen, jedes mal, wenn ich mit meinem Finger schnippe und das Wort SCHLAF sage. Und egal wie tief du gehst, du kannst mit jedem Ausatmen noch ein Stück tiefer gehen, noch mehr Loslassen und entspannen.
Öffne bei drei deine Augen – 123 – Augen auf! und (Schnipp)SCHLAF, noch viel viel tiefer gehst du in diese Entspannung, diesen ganz anderen

Schlaf, der so viel Gutes für dich bringen wird. Tiefer und tiefer als jemals zuvor. Alles um dich herum wird immer unwichtiger und du hörst nur noch meine Stimme und diese Melodie.

Ich werde nun von 10 bis 1 zählen und du kannst mit jeder Zahl deine Entspannung in deinem eigenen Tempo noch verdoppeln.

10 – 9- 8- 7- 6- 5- 4- 3- -2 -1 Schlaf.

Folge meiner Stimme und entspanne. Es ist so einfach, meiner Stimme zu folgen und meine Worte tief in dein Unterbewusstsein sinken zu lassen – alles fühlt sich so gut an, du folgst meiner Stimme tiefer und tiefer in diese angenehm wunderbare Trance. Jedes Wort ist wahr und gut für dich, jedes Wort von mir wird ab sofort zu deiner inneren Realität.

3. Wirkhypnose: See der Veränderung
   (nicht bei Wasserangst)

- Geeignet für alle, die altes hinter sich lassen und neues beginnen wollen
- Ziel: Veränderung
- Nebeneffekte: Entspannung

... und du findest dich am Ufer eines wunderschönen Sees wieder. Dein Blick schweift in die Ferne und du hast das wohlige Gefühl, dass schon sehr bald etwas Wunderbares in deinem Leben passieren wird. Die Luft umspielt deine Nasenspitze und ein wohliger Duft, vielleicht sind es Blüten, erfüllt die Luft um dich herum. Sie Sonne spiegelt sich im tiefblauen See und das Schilfrohr in einer Uferböschung wiegt sich sanft im Hauch des Windes. Nur du selbst fühlst die Schwere in deinem Körper, eine Schwere, wie du sie bisher durch dein gesamtes

Leben mit dir herumgetragen hast. Alle Sorgen und alles was dich belastet, haben sich in deinem Leben mehr und mehr in dir angehäuft und verhindert, dass du frei leben kannst. Gedankenverloren nimmst du einen Stock und schreibst alles, was dich belastet in den Sand. Alles, was dich belastet, schreibst du jetzt in den Sand... Du liest alles noch einmal und ergänzt, falls noch etwas fehlen sollte. Wie aus dem Nichts streicht der Wind sanft über deine Schrift und lässt sie mehr und mehr verblassen. Mehr und mehr verblasst die Schrift und der Wind trägt den Sand in den tiefblauen See. So weißt du vielleicht genau, dass sich auch ein Körper im Wasser viel leichter anfühlt und er gewissermaßen schweben kann und während das Wasser dich trägt, du dich einfach treiben lassen kannst – frei von Sorgen und frei von allem, was dich bisher belastet hat. Und so beschließt du dich im See etwas treiben lässt und den Sonnenuntergang genießt. Du legst deine Kleidung ab – soviel, wie du dich wohl fühlst und gehst zu einer Treppe, die drei Stufen ins Wasser hat. Du setzt deinen Fuß auf die ersten Stufen und das tiefblaue Wasser umspielt deinen Knöchel. Zwei, immer tiefer tauchst du hinein, in das wohlig warme Wasser und drei – dein gesamter Körper ist in ein warmes Gefühl der Geborgenheit getaucht, sodass du dich auf den Rücken legen kannst und dich das Wasser trägt. Aber dieses Wasser ist ein ganz besonderes Wasser. Während du vorantreibst, färbt sich das Wasser hinter dir grünbraun und vielleicht spürst du jetzt bereits, wie dieser magische See alles Sorgen und Probleme, die dich belasten in sich aufnimmt. Alle Sorgen und Probleme, die bisher dein Leben negativ beeinflusst haben, lösen sich in grünbrauner Farbe im See vollkommen auf, bis sie für immer verschwunden sind. Und in der Ferne siehst du, wie an der Uferböschung das Schilfrohr die grünbraune Farbe in sich aufnimmt, und zu wachsen beginnt, hoch in den Himmel, kräftig und stark. Und auch in dir erzeugt dieses Bild ein so kräftigendes und stärkendes Gefühl, wie du es vorher noch nicht kennen gelernt hast. Wo im Körper kannst du dieses Gefühl zuerst wahnehmen? ... Lass dieses Gefühl jetzt größer werden, immer größer, sodass es über deinen Körper hinauswächst, hinaus in den Raum. Und dieses Gefühl erzeugt eine solche Freude in dir, sodass du beschließt, dich im Wasser zu drehen und noch ein Stücken selbst voranzuschwimmen. ... Vor dir wird das neue Ufer immer klarer sichtbar – ein neues Land, das Land deiner Zukunft. Immer klarer kannst du die Ziele sehen die du im Leben hast und du bist fast da – das Wasser trägt dich sanft und geborgen, während du weiter in Richtung Ufer schwimmst. Und eine neue Leichtigkeit und Freude gesellt sich zur Schwerelosigkeit, mit der du durch das tiefblaue Wasser gleitest. Vielleicht spürst du jetzt schon den Grund unter deinen Füßen – weicher, warmer Sand, der dich in dein neues Land, in deine Zukunft begleitet. Und sorgenfrei und in voller Erwartung, was dich in Zukunft in deinem Land alles erwarten wird, schaust du dich noch einmal dankbar in Richtung See um, wo am Horizont in der Ferne das Schilfrohr dir scheinbar dankend zuwinkt, dankbar, weil es deine Sorgen und Nöte in sich nahrhaft und für immer gebunden hat. Und so wendest du dich deinem neuen Land zu, mit dem Wissen, dass alles was dich belastet hat, für immer in diesem See zurückgeblieben ist... (Ausleitung)

4.   Wirkhypnose: Die Wolke aus Heilenergie

- Geeignet für alle mit Stress, Angst, Zwang, wenig Selbstbewusstsein
- Ziel: Schutz und Sicherheit vermitteln
- Nebeneffekte: Entspannung

„...Du liegst auf einer Wiese und die Sonne und genießt die Wärme der Sonne und das Rauschen des Windes, der sanft über deinen Körper streicht.
Am tiefblauen Himmel ziehen kleine Wolken am Himmel und wecken ein großes Gefühl von Freiheit und Frieden in dir.
Eine Wolke ist etwas größer und weckt dein Interesse. Sie ist geformt wie ein Ding aus deiner Kindheit, das dir immer so viel Spaß bereitet hat. Je genauer du hinsiehst, umso mehr formt sich die Wolke zu dem Gegenstand,

an den du vielleicht schon seit Jahren nicht mehr gedacht hast. Das bereitet dir Freunde und Neugier, denn diese Wolke ist eine ganz besondere Wolke.

Diese Wolke besteht aus pulsierenden Wattetupfern, die nach und nach sich pulsierend und in den schönsten Farben mehr und mehr ausbreitet. In der Mitte formt sich ein langsam eine Öffnung, in der sich das pulsierende Farbenspiel zu einem weißen Lichtstrahl konzentriert. Dieser Lichtstrahl aus warmen, weißen Licht macht sich langsam und kraftvoll auf den Weg zu dir.

Und vielleicht fühlst du bereits den warmen Strahl auf deiner Haut während das heilende Licht durch deinen Bauchnabel, das Hara in dich eindringt. Bereits jetzt kannst du fühlen, wie sich das warme, angenehm kribbelnde Gefühl sich weiter und weiter in deinem Körper ausbreitet und tiefer und tiefer in jede Zelle deines Körpers dringt, bis es schließlich deinen Kopf und deine Gedanken erreicht. Und vielleicht fühlst du bereits jetzt, wie das heilende Licht, alle strengen Stimmen und Gedanken, die dich bisher in deinem Tun behindert oder dir geschadet haben, dich kritisiert oder getadelt haben, einfach einfängt und in weiße Flächen aus Liebe und Geborgenheit wandelt.

Dieses weiße Licht reinigt deinen gesamten Körper von allem, was dich früher belastet hat. Das weiße heilende Licht strömt direkt zu diesen Platz, den du diesen kritisierenden Stimmen gegeben hast und befreit diese Stimmen und Gedanken, damit sie sich wandeln können in liebende bejahende Stimmen, Gedanken und Gefühle.

Das weiße heilende Licht löst alle negativen und kritisierenden Gedanken auf. Sie verwandeln sich in liebende bejahende Stimmen. Du fühlst wie dieser tiefe Ballast von dir fällt. An allen den Stellen, wo das heilende weiße Licht alle belastenden und kritisierenden Gedanken und Gefühle auflöst kannst du jetzt eine wohlige Wärme spüren.

Diese guten Gefühle breiten sich vom Kopf aus über deinen gesamten Körper aus und werden größer und größer. Jetzt kannst du zulassen, dass die Gefühle überwältigend werden. Sie breiten sich als warme, wabernde Woge über deinen Körper hinaus aus, bis dein Körper vollkommen in pulsierenden Farbflächen aus prickelndem Licht eingehüllt ist.

Spüre die Wärme, die dir Geborgenheit und Zufriedenheit vermittelt. Spüre den Schutz und die Geborgenheit, die dich mehr und mehr wie eine wärmende Decke umhüllt.

Alle negativen Gedanken fallen nun von dir ab und du du weißt um deinen Schutz, der dich von nun an umgibt. Die wohlige Wärme, die deinen Körper durchströmt bringt dich mehr und mehr in die tiefsten Schichten deiner Seele und du fühlst ab sofort und für alle Zeiten die vollkommene Geborgenheit und Zufriedenheit, die von nun an dein Leben bestimmen kann und wird.

Alle negativen Gedanken und Gefühle haben nun deinen Körper verlassen. Alles, was dir schadet, hat nun deinen Körper für immer verlassen. Dein Körper ist nun vollständig gereinigt.

Alles, was dir schadet, hat sich aus deinem Körper entfernt und kann auch nicht wieder in ihn eindringen, denn das weiße Licht bildet nun einen Schutzschild aus wabernd pulsierenden Farbflächen um dich herum.

Ein Schutzschild aus weißem Licht umgibt nun deinen Körper und wird alles, was dir schadet, für immer von dir weisen.

Du fühlst dich völlig gesund, ausgeruht und wohl.

Du fühlst dich vielleicht schon voll guter Energie, Tatendrang und völlig klar und frei.

All deine Körperzellen haben sich nun gereinigt und mit dieser Energie aus weißem Licht gefüllt.

All deine Körperzellen sind erfüllt von guter Energie und du spürst die heilende, wohltuende Wirkung des weißen Lichtes.

Genieße nun diese heilende Kraft des weißen Lichtes, das deinen ganzen Körper erfüllt.

Genieße dein Gefühl vollkommen geborgen und beschützt zu sein.

Dein Körper ist nun von allen Schadstoffen befreit, und umgeben von einem Schutzmantel, der nur Gutes zu dir vordringen lässt.
Genieße nun dieses gute Gefühl der Reinheit, Klarheit und Freiheit, dieses wohltuende Gefühl, vollständig gereinigt zu sein, und sauge dieses Gefühl in dir auf. Dieses Gefühl wird dich nun stets begleiten und alles Negative von dir fernhalten.
Und auch dein Unterbewusstsein weiß bereits, dass alles Negative, das dich berühren will, sofort zurückgewiesen und nur noch das zugelassen wird, was dir gut tut. Tief verankert sich dieser Befehl in deinem Unterbewusstsein und wird sich jede Nacht dreimal wiederholen. Jedes Mal, wenn dich Krankheiten und kritisierende selbstzerstörende Gedanken berühren wollen, wird automatisch dein Unterbewusstsein dies abweisen und in

„vollkommene Liebe und Akzeptanz" ersetzen und Krankheiten werden an deinem Schutzmantel abprallen.

Du schläfst tief und fest, hörst nur meine Stimme und diese Musik und fühlst dich wohl, klar und frei, aber du hast nun genug geschlafen und möchtest nun langsam, ganz langsam aufwachen..."

5. Wirkhypnose: Burnout vermeiden

- Geeignet für Klienten, die sich überfordert von den Anforderungen des Alltags fühlen.
- Ziel: Burnout-Prävention
- Nebeneffekte: weitere Denkweisen können
sich positiv verändern

… und du findest dich in einem wundervollen, lichtdurchfluteten Wald wieder. Du hörst das angenehme Rauschen der Blätter und weiter hinten das Plätschern eines kleinen Baches. Das beruhigende Grün löst ein Gefühl von Freude und Geborgenheit aus, während du langsam beginnst, diesen Wald zu durchwandern. Du fühlst den moosbedeckten Boden unter dir, der jedem Schritt sanft nachgibt, als ob er sagen möchte, du bestimmst, wie viel Raum du für dein Wohlbefinden brauchst. Das Licht, das durch die Blätter dringt, versammelt sich in einem wunderschönen Lichtspiel auf dem grünen Moos. Und du atmest die frische Luft ein, die so voller Kraft und Energie ist, und während du tief einatmest, spürst du wie sich ein Gefühl von undbeschreiblicher Freude immer mehr in deinem Körper ausbreitet. Immer mehr breitet sich dieses angenehme Gefühl aus, dass du schon so gut von einem Erlebnis aus früheren Tagen kennst, an dem du einfach nur glücklich warst. Zufrieden und entspannt gehst du tiefer und tiefer in den Wald und kommst an eine Lichtung, frei von Bäumenn und ganz angenehm hell, an der zwei Rehe grasen und langsam, als sie deine Anwesenheit bemerken, im Wald verschwinden.

Mitten auf der Lichtung befindet sich ein Stein in dessen Mulde sich Wasser gesammelt hat. Du beugst dich über das Wasser und kannst im Spiegel sehen. Und während du dich betrachtest dieses entspannte und glückliche Gesicht voller Energie, erinnerst du dich zurück an eine Zeit von ganz ganz ganz früher. Und im Spiegel dieses Wassers kannst du dich sehen, wie als kleiner Junge/Mädchen an dem Ort gesessen hast an dem du dich immer so geborgen und frei gefühlt hast. Vielleicht nimmst du den Geruch dort wahr, die Geräusche um dich herum. Was hast du gespürt. Und du kannst dich fallen lassen in dieses gute Gefühl und es jetzt mit allen Sinnen wahrnehmen. …
Und so blickst du wieder auf dieses Wasser, diesen Stein, der mitten auf der Lichtung all die Wärme der Sonne, dieses gute Gefühl gespeichert hat – und ohne Nachzudenken

greifst du hinein – in dieses Wasser und nimmst einen kräftigen Schluck, denn du weißt bereits, dass du früher oder später bemerken wirst, dass deine alten Kräfte aus dieser Zeit – damals – an deinem ganz persönlichen Ort- wieder zurückgekehrt sind, immer wenn du sie brauchst – sie sind einfach da – ganz von alleine. Und erfrischt von diesem Wasser, erfüllt von so viel Freude und Zufriedenheit beschließt du, noch ein Stückchen weiterzugehen, durch diesen Wald, der dir schon so gut getan hat. Und so betrittst du einen Weg – deinen ganz persönlichen Pfad durch das Gestrüpp, die Büsche und Bäume. Der Weg gabelt sich immer wieder und du stehst vor der Entscheidung, welchen Weg du einschlagen sollst. Und das macht dich so unzufrieden und so unsicher. Aber dann erinnerst du dich an deinen ganz persönlichen Ort, den von früher, und plötzlich weißt du, dass es gar nicht wichtig ist, so viel nachzudenken, dass es gar nicht wichtig ist, zu überlegen, was passiert. Denn früher hast du es auch so gemacht, einfach so, ohne Nachzudenken über gestern oder morgen und es war einfach richtig. Und so beschließt du, den Weg zu nehmen, der für dich am Angenehmsten ist. Und du weißt dass deine Entscheidung richtig ist, denn es ist dein persönlicher Weg, den du gehst. Manchmal kommen Weggabelungen, wo Pfeile in die Richtung weisen, die Büsche mit Dornen haben. Und du sagst NEIN, und nimmst den anderen Weg, denn du weißt, es ist der Richtige. Manchmal weist der Pfeil in die Richtung mit einem wunderbar laufbarem Weg und trotzdem sagst du intuitiv nein, denn du weißt, dass dieses Mal der schwierige Weg DEIN richtiger Weg ist. Und so gelangst du an einen Hügel, der nur mit Gras bedeckt ist und dein Weg führt direkt auf diesen Hügel. Anfangs ist es noch sehr schwer, diesen steinigen, steilen Weg hinaufzugelangen und du schnaufst und schwitzt und doch weißt du, dass dich oben auf dem Berg etwas erwarten wird, was du so in deinem Leben noch nicht erlebt hast. Mit jedem Schritt merkst du plötzlich, wie dir immer Leichter wird und du kannst es dir erst noch gar nicht erklären, bis du schließlich merkst, dass deine Sorgen und Probleme, die du mit dir herumgeschleppt hast, immer mehr von dir abfallen. Immer mehr Sorgen und Probleme fallen wie nasse eklige stinkende Sandsäcke von dir ab. Auf der Hälfte des Weges drehst du dich um und siehst, wie diese alten nassen Säcke langsam den Berg herunterrollen. Und es macht dich ganz zufrieden und glücklich, zu sehen, wie alles Sorgen und Probleme sich immer weiter von dir entfernen.

Beschwingt und leicht, läufst du den Berg weiter hinauf und bleibst auf dem Gipfel stehen. Vor dir erstreckt sich ein neues Land, wie du es vorher in deinem ganzen Leben noch nicht gesehen hast. Täler und Hügel in den schönsten Farben, wie im Märchen, wie von einem Künstler auf eine Leinwand gemalt – der Fantasie freien Lauf lassend. Eine Schar von prächtigen, bunten Vögeln singen ihr Lied, während sie an am blauen Himmel mit seinen weißen Wölkchen dahingleiten. Sie drehen noch sorgenfrei ein paar Loopings bevor sie in den wunderschönen Wäldern verschwinden. Vor Glück noch ganz benommen siehst du ihnen nach, während du nun den wunderschönen Gesang eines dieser Vögel hörst. Du drehst dich um und siehst, dass er auf einer Tafel sitzt, auf der „Tafel der Veränderung" steht. Der Vogel lässt ein Stück glitzernd weißer Kreide in deine Hände fallen und steigt hoch in die Luft, bevor er am Horizont verschwindet.

Du nimmst die Kreide und schreibst die Dinge, die du aus deinem Leben verbannen möchtest auf die Tafel. Alles was du für immer aus deinem Leben werfen möchtest schreibst du jetzt auf diese Tafel. ...

Du schaust die Tafel noch einmal an und ergänzt eventuell das eine oder andere, bevor du die Tafel in einem hohen Bogen auf den steinigen Weg wirfst von dem du gekommen bist. Mit einem lauten Splittern wie Glas zerbricht die Tafel in tausend Stücke. Gleichzeitig zieht über den Weg eine Wolke hinweg, die sich plötzlich mit dicken Tropfen auf dem Weg ergießt. Der Weg wird zu einem richtigen Bach, der die Tafelsplitter und die alten stinkenden Säcke aus Sorgen und Probleme mit sich in die Tiefe reißt. Die Wolken verziehen sich und die Sonne trocknet den Weg, der jetzt viel glatter und einfacher zu besteigen scheint, als zuvor.

6. Wirkhypnose: Hautbild verbessern

- Geeignet für alle Hautreizungen, Schuppenflechte (Psoriasis), Allergisches Ekzem, Jucken
- Ziel: Symptomverminderung oder – ausschaltung
- Nebeneffekte: Entspannung

...Wie fühlt sich deine Haut jetzt an? Achte auf deine Haut, wie angenehm warm und weich sie jetzt ist, während ein faszinierendes Gefühl sich langsam an einer Stelle in deinem Körper auszubreiten beginnt. Das kann eine Wärme sein, ein kribbeln oder eine Welle, die sich weiter und weiter ausbreitet, bis sie schließlich deinen gesamten Körper erfüllt. Und es fühlt sich so gut an, dieses angenehm warme Gefühl. Wie es weiter und weiter wächst, während du ruhig und tief ein und ausatmest. Deine ganze Haut fühlt sie jetzt an, wie früher, so rein und weich, so warm und entspannt. Dein ganzer Körper fühlt sich so warm und angenehm an und jedes mal wenn du einatmest, kannst du deine Haut fühlen, wie sie sich mehr und mehr strafft und mehr Energie in sich aufnehmen kann – alles gute, was ihr guttut. Immer mehr öffnet sich deine Haut für alles was ihr guttut. Und vielleicht fühlst du jetzt oder später bereits wie deine Haut weicher wird, angenehmer und ruhiger – alles, was deine Haut fälschlicherweise als schlecht erkannt und darauf mit jucken oder spannen reagiert hat, jetzt dazu fühlt, dass sie noch weicher und angenehmer und unempfindlicher gegenüber Umwelteinflüssen wird – egal ob von außen oder von innen. Bei jedem Ausatmen lockert sich deine Haut mehr und mehr, wird weich und durchblutet mehr, während eine Welle aus guten Gefühlen deinen Körper überschüttet und deine Haut davon profitieren lässt. Wie ein heilendes Licht, das von innen deine Haut immer mehr gesunden lässt, sie aufnahmebereit macht für alles, was ihr guttut und unempfindlicher gegenüber schlechten Einflüssen von außen und innen breitet sich dieses Licht immer mehr in deinem Körper aus, bis dein gesamter Körper erfüllt ist von dem Licht, das heilend durch deine Haut nach außen strahlt. Dieses Licht öffnet eine Schleuse in deiner Blutbahn, sodass deine gesamte Haut jetzt von reinigendem und regenerierendem Blut durchflossen wird. Immer mehr und mehr öffnet sich die Schleuse mit der heilenden Wirkung deines Blutes, während du tiefer und tiefer in diese Entspannung gehst. Ich gebe dir jetzt die Zeit, deinen Heilungsprozess zu genießen. Mit jedem Einatmen strafft sich deine Haut und mit jedem Ausatmen lockert und heilt sie noch mehr- wird unempfindlicher gegenüber Umwelteinflüssen, fest und stabil, jedoch weich und geschmeidig. ... 1-2 Minuten Pause ...

Du schläfst tief und fest diesen ganz anderen Schlaf, der schon so viel Gutes für dich gebracht hat. Das heilende Licht verankert sich nach und nach in jeder Zelle deines Körpers – sendet zu jeder Zeit diese heilende Energie an jede Zelle deiner Haut, aber auch dorthin, wo es wirklich gebraucht wird. Jede Zelle deines Körpers, jede Pore deiner Haus ist und bleibt erfüllt von dem heilenden Licht, das auch weiter seinen Dienst tun wird und dich strahlen lässt mit einem Lächeln im Gesicht, mit weicher, angenehm geschmeidiger Haut, die wieder gelernt hat, robust zu sein gegenüber der Einflüsse aus der Umwelt. Und mit dem Wissen, dass deine Haut den Heilungsprozess immer rechtzeitig einleiten wird bevor du merkst, dass es juckt oder spannt, kannst du getrost weiter diese Ruhe genießen, die sich immer mehr auf deiner Haut ausbreitet und sie gut durchblutet – das Licht wird weiter die Schleuse offen halten, damit deine Haut immer gut von heilendem Blut durchströmt wird, das Schadstoffe ausschwemmt und gute Energie und Feuchtigkeit für deine Haut liefert. Und mit dem Wissen, dass sich dein Hautbild ab sofort von Tag zu Tag verbessert, wird es langsam Zeit, wieder zurückzukommen ins Hier und Jetzt.

Ausleitung

7. Wirkhypnose: Raucherentwöhnung

- Geeignet für alle Raucher
- Ziel: Geschmack der Zigarette vergraulen
- Nebeneffekte: Lust an gesunder Lebensweise fördern

Du bist ganz ruhig und entspannt an einem für dich angenehmen Ort, wo du in alle Ruhe eine Zigarette rauchst. Du nimmst einen tiefen Atemzug und spürst, wie sich der Rauch in deiner Lunge ausbreitet, während du wahrnimmst, dass alles, was der Rauch in deiner Lunge berührt, sich sträubt. Deine Lunge ist wehrlos gegen den Rauch geworden, weil du sie mit einer dicken, Teerschicht überzogen hast. Mit deiner Entscheidung, das Rauchen aufgegeben zu haben, hast du ihr aber wieder die Macht gegeben, sich von nun an wieder zu wehren, gegen Zigarettenrauch, der dir schadet – wie eine Armee, wird sich deine Lunge nun gegen jede Form von Zigarettenrauch stellen und sich ab sofort weigern, ihn in sich zu lassen. Du schläfst tief und fest und hörst nur noch meine Stimme und diese Meldodie, die dich mir jedem Wort von mir, mit jedem Takt nur noch tiefer und tiefer bringen, in diese angenehme Ruhe, in diesen für dich so guten, ganz anderen Schlaf. Und alles was ich dir sage, ist die Wahrheit und wird sich tief in deinem Unterbewusstsein verankern.

Vielleicht weißt du bereits, dass du ab sofort nur noch das Bedürfnis nach frischer Luft haben wirst und jede Form von Zigarettenrauch ab sofort meiden kannst und wirst. Dein Wunsch, Nichtraucher zu sein, führt dich zu der Erkenntnis, (Arbeit) ab sofort jede Pause die du machst, an der frischen Luft zu verbringen –

deine Lunge weist jede Form von Rauch ab
sofort von sich und lässt ein tiefes Bedürfnis
nach frischer, reiner Luft in dir aufkommen. Und
du weißt, wie gut es tut, einen tiefen Zug
frischer Atemluft zu nehmen. Nimm jetzt einen
tiefen Zug frischer Atemluft und genieße die
erleichternde Wirkung, die beim Ausatmen
deinen ganzen Körper durchströmt. ... Sehr
gut... Atme noch einmal tief durch, während du
noch tiefer in diese wunderbare Entspannung
sinken darfst. Und (Kaffee) jeder Kaffee, den du
trinkst, wird ab sofort das Bedürfnis nach einem
Glas frischem Wasser in dir aufkommen lassen.
So wie die frische Luft deinen Körper angenehm
durchströmt, wird auch das Wasser zum Kaffee
deinem Körper so viel an Erfrischung und
Entspannung bringen, wie du es dir bisher noch
nicht vorstellen kannst. Gehe jetzt in Gedanken
in eine Situation, in der du richtig Durst hattest,

wo du ein großes Verlangen nach Wasser hattest. Trinke jetzt dieses kühle, erfrischende Wasser und genieße, wie es in deinen Körper strömt und ihn reinigt und erfrischt, von dem vielen ekligen Rauch, der dir seit Jahren so geschadet hat – immer wenn du einen Kaffee trinkst, wirst du ab sofort das Verlangen nach einem Glas kühlen, erfrischenden Wasser haben, das dir so viel gutes tut und das Verlangen nach einer Zigrarette bereits jetzt hat verblassen lassen. (Aufstehen) und jeden morgen, wenn du wach wirst, wird sich das Verlangen nach einer Zigrette in ein wohliges Gefühl gewandelt haben, in viel Stolz, den du empfinden kannst, weil du ab bereits jetzt rauchfrei bist. Du kannst die Arme strecken und ein gutes Gefühl wird in dir aufkommen, weil du vielleicht schon weißt, dass der Zigarettenrauch für immer von dir aus deinem Leben verbannt worden ist. Jeden

Morgen wird es gut für dich zu sein, dich einfach zu strecken und zu dir zu sagen, ich bin rauchfrei, die Welt gehört mir!

Und falls dir die Gewohnheit sagt, dass es an der Zeit wäre, wieder eine zu rauchen, wird dein Unterbewusstsein wissen, dass dir rauchen vollkommen gleichgültig ist. Vollkommen ohne Belang ist jede Zigarette für dich, ob im Automaten, an der Kasse, oder wenn dir eine angeboten wird. Jede Form von Zigarette ist dir vollkommen egal, denn du weißt bereits, dass der Rauch dir unglaublich schadet und dir dein erarbeitetes Geld schrumpfen lässt.

Du schläft tief und fest und hörst nur noch meine Stimme – und mit jedem Atemzug sinkst du noch tiefer in diese wunderbare Entspannung – lässt mit jedem Atemzug ein Stück mehr los, während du tiefer und tiefer enspannst, entspannst du tiefer und tiefer und tiefer.

Lass jetzt den Geruch von kaltem, widerlicher Rauch in deine Nase steigen, erinnere dich an eine Situation, in der du einen Raum betreten hast, wo kalter Rauch den Ekel hat in dir hochsteigen lassen – wo geraucht und nicht gelüftet worden ist. Überquellende Aschenbecher stehen herum und wo fühlst du den Ekel am meisten in deinem Körper, an welcher Stelle breitet sich der Ekel immer mehr aus, während du immer mehr von diesem kalten, abgestandenen Rauch einatmest, und dir widerliche Gefühle in Nase und Mund strömen lassen. Nie wieder möchtest du dieses Bild von kaltem ekligen Rauch in dir tragen müssen, für das du selbst verantwortlich warst- du fühlst den Ekel, der mit jedem Schnippen von mir noch größer wird. (drei Mal schnippen oder öfter, je nach sadistischer Neigung ☺) Dieser Ekel wird immer in dir aufkommen, sobald eine Zigarette deinen Mund berührt. Jede Berührung einer Zigarette mit deinem Mund wird diesen Ekel noch dreimal so stark aufkommen lassen, sobald eine Zigarette deinen Mund berührt.

Nimm nun einen frischen Atemzug, atme tief ein und lass dieses eklige Gefühl mit einem Zug frischer Luft, einfach verblassen.

Gehe nun in eine andere Situation, wo du die Reste deiner Raucherei nach einem Regen wegräumen musstest. Sieh dir den aufgequollenen, kaltfeuchten Aschenbecher genau an und jetzt rieche die ekligen Zigarettenstummel, fasse sie an – nimm einen und halte ihn dir direkt unter die Nase. Wie wäre es, ihn mit der Zunge zu berühren, um den ekligen Geschmack noch einmal zu erleben? Lass den Geschmack und den Geruch tief in deinen Körper dringen, denn vielleicht weißt du bereits jetzt, dass dieser Geruch und dieser Geschmack von nun an immer da sein wird, wenn du nur daran denkst, eine Zigarette zu rauchen. Du weißt, dass du jede Gewohnheit, die du bisher in Bezug auf Zigaretten hattest, ganz einfach zu ändern ist, weil sonst dieser eklige Geruch, der scheußlicher Anblick voller, feuchtnasser Aschenbecher die so grauenvoll schmecken augenblicklich wieder in dir hochsteigen werden, während dein Verlangen Nichtraucher zu sein immer größer und größer wird.

Du schläfst tief und fest diesen ganz anderen Schlaf, genießt die Ruhe und dieses schwere Gefühl, das deinen gesamten Körper so angenehm durchströmt.

Du bist Nichtraucher und vielleicht hast du bereits jetzt erkannt, wie gut es tut, Nichtraucher zu sein. Und so wird sich dein

Körper ab sofort gegen jede Art von Rauch wehren, sich sperren, weil du weißt, dass Rauchen dir immer geschadet hat und dich krank machen wird, während Nichtraucher zu sein ein so viel mehr an Lebensqualität bedeutet, dass du sportlicher und deine Haut ansehnlicher wird, dass du bei Freunden und Bekannten, die bisher aus Anstand nichts zu deinem ekelhaften Mundgeruch nach einer Zigarette gesagt haben, wieder viel mehr Anerkennung und Ansehen genießen wirst, … (hier weiteres aus dem Vorgespräch(Zielvorstellungen) einfügen) Immer wenn du eine Zigarette in den Mund stecken willst, wird dein Mund sich dagegen weigern, sich die Lippen zusammenpressen, weil du weißt, dass alles gute, das du dir ohne Rauch verdient hast, mit dem ersten Zug an einer Zigarette wieder verloren geht. Jeder

Versuch, die Zigarette in den Mund zu stecken, wird dazu führen, dass sich deine Lippen aneinanderpressen und dieser eklige Geruch von kaltem Rauch, diese ekelhaften feuchten Zigarettenstummel und der Geschmack einer abgerauchten Zigarette augenblicklich zurückkehren und du sofort sieht, wie sinnlos rauchen für dich geworden ist.

Du bist Nichtraucher – ab sofort bist du Nichtraucher und kannst dein Leben wieder in vollen Zügen genießen – mit mehr Zeit, mehr Vitalität und mehr Luft zum Atmen.

Fühle jetzt den Stolz in dir, den Schritt zum Nichtraucher gemacht zu haben, wieder selbst über dein Leben ohne Rauch zu bestimmen und wieder jede Mahlzeit besser schmecken zu können.

Lass diesen Stolz in dir jetzt wachsen, immer größer und größer und dir jeden Tag zu sagen, ich bestimme über mein Leben – ich bin Nichtraucher.

Ausleitung

> Zusätzlich wird ein Coaching zur Raucherentwöhnung empfohlen!

8. Wirkhypnose: Gewichtsreduktion: Im Spiegelsaal

- Geeignet für Jeden, der keine Essstörung hat
- Ziel: Alternativen aufzeigen – dauerhaft abnehmen
- Nebeneffekt: gute Gefühle

Du findest dich in einem großen Saal eines Schlosses wieder - alles ist so prunkvoll und wunderbar - die gelb gestrichenen Wände werden von der Sonne beschienen und lassen die Stuckarbeiten, die die Spiegel an den Wänden säumen wie Wölkchen erscheinen, die dich anzulachen scheinen. Und vielleicht riechst du jetzt diesen typischen Schlossgeruch, der von den Stofftapeten herrührt, bestickt mit Lilien – König(innen)gleich. Du fühlst dich sehr wohl und genießt die Wärme und Weite hier im

Schloss. Und so beschließt du, ein wenig Spazieren zu gehen - in diesem riesigen Saal. Du läufst von Spiegel zu Spiegel während du deine Schritte im Spiegelbild beobachtest. Oben an jedem Spiegel kannst du Zahlen sehen, die immer weniger werden. Und während du diese Zahlen, die tief in den Stuck eingeprägt sind wahrnimmst, bemerkst du, dass so, wie die Zahlen im Spiegel abnehmen, auch du immer weiter zurückgehst in deinem Leben, du wirst (Anfangen bei realem Alter) 50 Jahre, 40 Jahre, 30 Jahre, 25 Jahre, 24 Jahre, 23 Jahre. Du bleibst stehen, und siehst dich - wunderbar schlank und voller Energie. Uns so beschließt du einfach ein wenig auf und ab zu springen. Wie leicht das geht, und so springst du nochmal und nochmal und nochmal. Das einzige was stört, ist das Kleid, das du trägst, das die Reise in die Vergangenheit nicht mitgemacht hat. Dieses

wundeschöne Kleid, das dir so gut gepasst hat, hängt jetzt wie ein nasser Sack an deinem Körper und scheint dich förmlich nach unten zu ziehen. Und vielleicht kannst du dieses schwere Gefühl jetzt wahrnehmen, dass dich nach unten zieht und schon seit Jahren verhindert, so zu springen, wie du es seit Jahren nicht getan hast. Du spürst genau dieses schwere Gefühl, diese Last, die du seit Jahren mit dir schleppst.
(Ausmalen!)
Du schläfst tief und fest, hörst nur meine Stimme und diese Melodie, wärend du mir jedem Atemzug noch tiefer entspannen kannst. Und so gehst du langsam wieder zurückgehst an den Spiegeln und merkst wie du langsam wieder älter wirst. 24 Jahre, 25 Jahre, 30 Jahre und plötzlich siehst du eine Tür, die dir bisher noch nicht aufgefallen ist. Sie ist in der Wand zwischen dem Spiegel des 30. und 31.

Lebensjahr eingearbeitet. Unauffällig in der gleiche Farbe wie die Wand gestrichen. Sie hat einen Knauf aus Elfenbein und lässt sich leicht öffnen. Hinter ihr ist ein Raum, der aussieht wie der in dem Schloss, in dem du gerade stehst. Es ist der gleiche Raum mit der gleichen Farbe, den gleichen Spiegeln. Du betrittst ihn neugierig und schließt die Türe hinter dir.

Du gehst ein Stück durch diesen prächtigen Saal, doch merkst du, wie die Kleidung schlapp an dir herunterhängt, während du am Fenster eine Frau mit langen weißen Haaren wahrnimmst, die aus dem Fenster in die Ferne schaut. Ihre schlanke Gestalt wirkt wie aus einem Märchen auf dich. Während du auf die zugehst, dreht sie sich langsam um und lächelt dich freundlich an - du kommst näher und begrüßt dich - Willkommen im Raum deiner Entscheidungen sagt sie und lächelt - Wie ich

sehe, hast du bereits dieses leichte Gefühl, schlank zu sein fühlen dürfen und einen Teil davon sogar schon bewahrt -
Freudig über deinen Erfolg lächelst du sie an -
Nun - ich werde dir zeigen, wie du diesen Erfolg auch weiterhin erhalten und verbessern kannst - und sie schlägt ein Buch auf, das du bisher noch gar nicht wahrgenommen hast- es war die ganze Zeit über in ihrer Hand. Dieses mit Ornamenten verzierte Buch wirkt geheimnisvoll, vielleicht etwas orientalisch auf dich. Sie schlägt es auf und du entdeckst ein Bild von einem Tisch, einem Gelage - alle essen Kartoffeln und Reis und Getreide auch Nudeln. Die Menschen passen kaum an den Tisch so dick sind sie. Und sie sind so beschäftigt, zu essen, dass sie sich gar nicht mehr gegenseitig wahrnehmen. Sie sehen nur das Essen und sie essen nur das Essen - ekelhaft. Die Frau lächelt dich an, zeigt

kurz auf das Bild und schlägt die Seite um - und du bemerkst plötzlich, dass es das gleiche Bild ist, nur dass die Menschen schlank sind, glücklich, lächeln und miteinander reden, ein paar haben sich schon vom Tisch erhoben und bewegen sich an der frischen Luft - Sie haben kaum etwas gegessen und trotzdem sind sie satt - die anderen essen leckeres und knackiges Gemüse und lassen sich dabei unendlich Zeit, das sie schon vorbereitet in einer Kühltruhe im Supermarkt gekauft haben, andere essen ein Stück mageres Fleisch, das sie mit einer leckeren Soße schmackhaft und attraktiv gemacht haben. Nach nur einem halben Teller stehen sie satt auf und gehen zu den anderen leicht und mit einem Lächeln nach draußen. Dass man aufessen muss, ist ein Märchen, das man Kindern erzählt, damit sie sich nicht soviel auf den Teller tun. Und du kannst diese Freude jetzt schon fühlen, wie sie immer stärker wird, wenn auch du dir mehr Zeit beim Essen lässt und schon Spaß daran empfindest, Lebensmittel auszuwählen und neue Rezepte, die dir gut tun auszuwählen.

Warum haben diese Menschen keinen Hunger, wenn sie so wenig essen?, fragst du die Frau - Sie lächelt und sagt nichts, sondern blättert auf die nächste Seite im Buch - und dort siehst du, dass die frohen Menschen erkannt haben, dass sie eigentlich Durst und nicht Hunger haben, wenn sie ihr Körper darauf hinweist, dass sie etwas brauchen. Alle haben stets einen Krug Wasser auf dem Tisch, eine Flasche Wasser mit dabei, wenn sie arbeiten sind oder nachts im Bett liegen und schlafen.

Noch ganz ungläubig, ob das funktionieren kann, merkst du, wie sich auch bei dir der Hunger meldet, nach den vielen Stunden, die du im

Schloss spazieren gegangen bist - und so fragst du die Frau, wo es etwas zu essen gibt - mit einer sanften Geste weist sie auf die gegenüberliegende Seite des Raumes und schließt langsam das Buch. Du bedankst dich bei ihr und gehst langsam zu dem reich gedeckten Tisch, den du dort findest. Es gibt alles nur Erdenkliche - Berge von Fleisch, Kartoffeln, Reis und Nuldeln, Gemüse und leckere Nachspeisen. Eigentlich hast du Lust, wie im Schlaraffenland alles in dich hineinzustopfen. Aber du beschließt, das, was du in dem Buch der Frau gesehen hast, einfach einmal auszuprobieren. Du trinkst ein großen Glas kühles, erfrischendes Wasser. Wie lecker das schmeckt und du hast sofort das Gefühl von frischer Luft, einem Gebirgsbach, von Freiheit - Etwas Gemüse werde ich noch essen, denkst du dir, den Rest verschiebe ich auf später - das ist

ja alles später auch noch da. Und du ist etwas
Gemüse und merkst plötzlich, dass du bereits
satt bist - eigentlich wolltest du noch das
leckere Fleisch essen und die Berge von
unglaublich lecker schmeckenden Törtchen -
aber du hast überhaupt keine Lust mehr - und
so beschließt du, dass du später immer wieder
hier zurückkommen kannst, wenn du nochmals
Hunger hast - und vielleicht weißt du bereits,
dass du auch dann mit einem Glas Wasser und
etwas Gemüse anfangen kannst zu essen.
Und so wendest du dich wieder der Türe zu,
durch die du in diesen seltsamen Raum
gekommen bist - am Türhaken hängt ein Kleid,
dass dir viel besser zu passen scheint, als dieser
Sack, den du nun schon so viele Jahre mit dir
herumgeschleppt hast.
Und so ziehst du das Kleid aus leichter Seide
und luftigem Schnitt an und gehst leicht und

beschwingt durch die Türe. Und plötzlich weißt du, dass du ab sofort dich immer prüfen wirst, ob du wirklich Hunger hast, oder nicht bereits ein kleines Glas Wasser diesen Hunger stillen kann. Und so gehst du die Spiegel entlang und die Jahre werden mehr und mehr. 35, 40 50 – (anpassen auf Alter) so wie Wochentag zu Wochentag wechselt.

Aber nun wird es Zeit, dieses Schloss wieder zu verlassen und hierher zurückzukehren, leicht frisch und frei und mit dem Wissen, dass du mit weniger Essen und einem Glas Wasser viel meh Lebensfreude und Leichtigkeit in deinem Leben zurückgewinnen kannst und deinen ganz persönlichen Zielen immer näher kommen kannst. Und wenn die Lust auf Süßes oder ein großes Essen kommt, du dieses Essen einfach auf später verschieben kannst, während dieses Gefühl nach Hunger sofort abnimmt.

Ich zähle jetzt bis 5 …Ausleitung.

Ein Coaching zum gesunden Essen und vermeiden von Essattacken wird empfohlen!

Für Anregungen bin ich immer dankbar!

Besuchen Sie mich auch auf meiner Homepage

www.musik-zur-hypnotherapie.de